MÉMOIRE

SUR

LE CROUP,

TRAITANT

DE SA CURABILITÉ; DES MOYENS DE LE DISTINGUER DES AUTRES MALADIES QUI AFFECTENT LES VOIES DE LA RESPIRATION CHEZ LES ENFANS; DE SES RAPPORTS AVEC LA PETITE VÉROLE ET LA VACCINE; DE LA PROBABILITÉ DE LE PRÉVENIR PAR UNE NOUVELLE MANIÈRE D'INOCULER LE VIRUS VACCIN; ET ENFIN, EXPOSITION DE LA MÉTHODE DE TRAITEMENT EMPLOYÉE PAR L'AUTEUR POUR GUÉRIR LE CROUP CONFIRMÉ;

PAR F. DELARUE (DU PUY-DE-DÔME),

DOCTEUR EN MÉDECINE, PROFESSEUR DE MÉDECINE ET DE CHIRURGIE, MEMBRE DE PLUSIEURS SOCIÉTÉS MÉDICALES ET PHILANTHROPIQUES, etc.

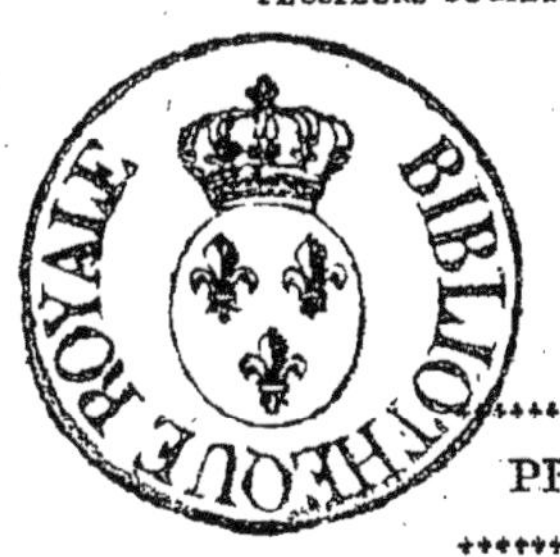

La nature ne manque pas de moyens pour guérir nos maux; mais le grand art est de les découvrir.

PRIX : 1 fr. 50 cent.

A PARIS,

CHEZ L'AUTEUR, RUE VIVIENNE, N° 17;

ET CHEZ LES PRINCIPAUX LIBRAIRES.

1826.

MÉMOIRE

SUR LE CROUP.

C'EST moins par une prolixe érudition que par de bons moyens que le véritable médecin peut devenir utile à ses semblables ; aussi , sans nous embarrasser de ce qui a été dit et écrit jusqu'à ce jour par les différens auteurs qui ont émis leurs opinions sur le croup , et quoique nous ayons profité de leurs lumières , il n'en est pas moins inutile , ce nous semble, de faire de nouveau à leur exemple l'historique de cette maladie , si cet historique ne peut rien ajouter aux connaissances thérapeutiques qu'ils ont employées pour la combattre.

Il suffira donc ici de faire bien connaître la marche de la maladie dont nous nous occupons , et d'exposer ensuite les heureux effets du nouveau moyen que notre expérience particulière nous a fait découvrir pour la traiter avec succès, puisque c'est par ce moyen même que nous croyons avoir rendu un véritable service à nos semblables.

Animé de ce seul désir, nous ne balançons donc pas à faire connaître les heureux effets d'une méthode qui paraît devoir presque toujours réussir contre une maladie jusqu'à présent regardée si souvent comme mortelle, surtout si cette méthode est employée assez à temps. Espérons donc que nous atteindrons ce but si désiré, quelque difficile que semble la tâche que nous avons à remplir.

DÉFINITION DU CROUP.

Par croup, on doit entendre cette maladie des voies de la respiration chez les enfans au-dessous de l'époque de puberté, pendant laquelle la voix prend un caractère particulier, et que l'on désigne sous le nom vulgaire de voix de *coq*, de *jeune coq*, accompagnée des autres symptômes qui sont particuliers à cette maladie, et dont il sera parlé plus bas.

Dispositions particulières inhérentes à chaque individu, propres à provoquer cette maladie.

Les enfans au sortir de la lactation, ceux qui sont d'une constitution plutôt faible que forte, et, parmi ces derniers, ceux chez lesquels le système lymphatique semble prédominer.

Dispositions accidentelles.

L'habitation dans les lieux bas et humides,

surtout, si l'air qu'on y respire est concentré, et la température élevée; trop de précautions pour garantir les enfans contre les variations de l'atmosphère, ce qui les expose davantage encore à ses influences, en les débilitant intempestivement. La nourriture, ou d'une mauvaise qualité, ou disproportionnée avec la force des organes digestifs; l'habitation dans les villes populeuses, et plus particulièrement dans les quartiers pas assez aérés.

Il est encore une disposition particulière que nous ne devons émettre qu'avec beaucoup de réserve, bien qu'elle mérite de fixer directement l'attention du médecin : nous voulons parler de l'inoculation de la *vaccine*. A Dieu ne plaise que nous voulions nous élever contre une découverte si précieuse pour l'humanité ! découverte que l'épidémie variolique, que nous venons d'essuyer à Paris, si terrible par ses ravages, puisqu'elle a moissonné plus du quart des individus qui en ont été atteints, nous a encore rendue plus chère. En effet, n'est-il pas démontré, par les faits les mieux observés et souvent renouvelés dans l'été que nous venons de passer, que la vaccine a été encore plus préservatrice de la petite vérole, que la variole elle-même? Mais, tout en convenant de cette grande vérité, nous sommes forcés de convenir aussi que l'épidémie elle-même a été le préservatif du croup, puisque cette dernière maladie n'a presque pas été observée pendant tout le temps que vient *de durer la première.* Quoi qu'il en soit de la remarque que nous avons faite, honneur à jamais à l'illustre Jenner pour les services qu'il a rendus à l'humanité, comme inventeur et propagateur de la vaccine !

Dire que nous n'avons pas balancé à vacciner nous-mêmes nos trois enfans, et que nous ne cessons de conseiller aux parens dont nous avons la confiance de faire vacciner les leurs, c'est dire assez, ce nous semble, ce que nous pensons des bienfaits de la vaccine ; mais il est un fait que l'expérience confirme journellement, et que nous ne devons pas taire aussi, c'est que le croup, maladie assez commune aujourd'hui pour être observée par tous les médecins, attaque bien certainement de préférence les enfans vaccinés. Bien que ce fait soit assez constant pour avoir été observé dans toutes les parties de la France, il n'en est pas moins vrai que, jusqu'à présent, aucun médecin n'avait encore élevé la voix pour faire entendre la vérité. Est-ce une raison pour nous taire ? Nous ne le pensons pas.

Je suis cependant loin d'admettre que la disposition que nous avons en nous pour contracter la variole, *petite vérole*, disposition complétement ou presque toujours détruite par l'inoculation de la vaccine, soit une circonstance favorable et nécessairement préservatrice du croup ; seulement je dois faire observer que le croup, si commun aujourd'hui et souvent si meurtrier, ne l'est réellement devenu que depuis la propagation de la vaccine : d'où il semblerait résulter que la petite vérole serait elle-même un préservatif contre le croup ; c'est du moins notre avis. En effet, que l'on me cite un seul exemple d'un enfant ayant eu la petite vérole, et qui soit atteint du véritable croup, tel que nous allons bientôt le décrire? Si cet exemple est encore à trouver, selon moi, il faudra donc convenir que mon observation reste dans toute sa force.

Je ne veux pas dire par-là que les enfans non vaccinés, et qui n'ont pas eu la petite vérole, soient exempts pour cela du croup; mais je prouve, par l'expérience, que la petite vérole est l'antidote du croup, comme la vaccine l'est de la petite vérole.

Il ne reste donc plus à savoir maintenant que ce qui est le préférable, ou de l'inoculation variolique, ou de l'inoculation de la vaccine.

Selon moi, les bienfaits de cette dernière découverte sont trop grands et sont trop positifs, pour ne pas captiver tous les suffrages des hommes éclairés; mais c'est encore précisément pour cela, que nous devons aussi nous attacher davantage à bien connaître la maladie dont nous nous occupons, afin de mieux apprécier les moyens de la combattre, et de mieux faire ressortir les avantages de la vaccine, en détruisant ses inconvéniens.

Mais d'où vient donc la divergence des opinions des médecins sur une maladie que la plupart, surtout ceux qui habitent les grandes villes, sont à même d'observer si souvent ? Nous en trouvons positivement la cause dans l'ignorance qu'ils sont de sa véritable nature ; car presque tous la regardent comme une phlegmasie de la muqueuse qui tapisse les voies aériennes, et tous se trompent étrangement. La nature des moyens qu'ils emploient pour la combattre , est la plus forte preuve en faveur de mon assertion. Nous aurons bientôt occasion de le prouver de la manière la plus positive ; mais revenons aux autres causes prédisposantes du croup, puisque nous ignorons ses causes directes. Parmi les premières, nous citerons aussi les saisons de l'automne et de l'hiver comme étant celles où l'on observe le plus grand nombre de croups, etc. ; en un mot, toutes les circonstances qui concourent à débiliter les enfans , à surcharger leurs organes digestifs , et à les soustraire aux influences des saisons , les exposant par-là, bien davantage, à en éprouver les inconvéniens fâcheux, pour peu que la surveillance la plus exacte soit momentanément négligée, ce qui nécessairement doit arriver très-souvent.

En effet , ne voit-on pas les enfans des riches être, en quelque sorte, plus exposés que ceux de la classe la plus malheureuse, à contracter cette terrible maladie ? A quoi donc en attribuerait-on la cause principale , si ce n'est aux trop grandes précautions des premiers, et à l'habitude qu'ont les derniers à laisser les leurs soumis à toutes les

intempéries des saisons ? C'est par les mêmes motifs que les enfans des classes intermédiaires y sont
toutefois plus exposés encore que ceux des deux
autres classes, par la raison qu'ils participent plus
directement et plus souvent aux causes détermi-
nantes dont il vient d'être parlé.

Nous venons de parcourir la nombreuse série
des causes prédisposantes du croup; mais il nous
reste encore à énumérer celles qui, étant plus
rapprochées, provoquent aussi plus directement
son développement. Ce serait là sans doute le cas
d'obtenir des données positives sur la véritable
nature de cette maladie; mais ici, comme dans
une infinité de cas analogues, nous sommes obli-
gés de ne nous arrêter qu'aux faits développés, et,
faute de connaissances précises, nous devons donc
bien examiner ces mêmes faits dans leurs résultats,
et les soumettre le plus possible à une analise à
laquelle ils semblent se refuser ; et puisqu'enfin
nous ignorons entièrement les causes déterminan-
tes du croup, il faut donc bien, malgré nous, nous
résoudre à l'observer dans sa marche, afin de ne
pas le confondre avec d'autres maladies, maladies
avec lesquelles il a quelques aspects de similitude
qui en imposent souvent aux praticiens les plus
observateurs.

Avant d'abandonner la série des causes prédisposantes du croup, nous croyons devoir faire
observer à nos lecteurs que cette maladie appartient exclusivement à l'enfance ; qu'à l'âge de la

puberté il n'est plus susceptible , ou très-peu susceptible de se développer, ce que nous aurons occasion de prouver d'une manière évidente dans le cours de cette discussion : mais avant d'y arriver, il n'est pas hors de notre sujet de rappeler ici qu'il existe aussi dans l'enfance une glande particulière que l'on appelle *thymus* , et qui accompagne en quelque sorte le canal aérien (la trachée artère et ses grosses divisions); que cette glande disparaît insensiblement jusqu'à l'âge de la puberté , époque où elle a cessé presque entièrement d'exister ; que cette glande ne laisse pas que d'être très-volumineuse chez les enfans; que sans doute, la nature l'a destinée à un usage aussi positif que réel , quoique nous ignorions encore ses véritables fonctions dans l'économie animale , jusqu'à ce qu'il plaise à M. le professeur Chaussier , qui le sait, de nous le dire, à moins que ce ne soit de ces secrets que l'on est forcé de garder à toujours, et cela pour cause ; que sans doute cette glande , comme tous les autres organes, est susceptible de devenir malade , du moins que tout porte à le croire. Dès lors n'est-il pas raisonnable de penser, de croire même que le croup, maladie qui ne se développe que pendant l'existence de la glande dont nous parlons , puisse être provoqué par une maladie même de cette glande, mais dont les effets ne se font sentir que dans les voies de la respiration , et particulièrement dans la trachée et ses dépendances.

Nous n'avons dû émettre ici qu'une simple

opinion basée sur nos observations, dans l'intérêt de la science, sans oser cependant affirmer que nos conjectures sont des réalités. Au surplus, nous les soumettons avec la réserve qu'il appartient de garder en pareille matière. Plus tard nous aurons aussi occasion de développer davantage nos idées sur ce point important, lorsque nous serons arrivés à la description de la marche de la maladie qui nous occupe.

Invasion du Croup.

Ordinairement, toutes les maladies qui parcourent rapidement leurs périodes, sont précédées de symptômes particuliers que l'on appelle signes précurseurs, ou invasion de la maladie. Ces maladies, lorsqu'elles affectent un organe particulier, s'appellent inflammations; si elles affectent une série d'organes, elles peuvent prendre un autre caractère : et on les désigne alors par le nom de névrologie (maladies nerveuses, etc.). Mais, dans l'espèce qui nous occupe, les médecins de bonne foi, et qui ne se sont pas mépris sur le véritable croup, reconnaissent tous que cette maladie si extraordinaire n'est précédée d'aucun signe d'invasion, ou, en d'autres termes, que son invasion est inappréciable, puisque nous ne commençons à la reconnaître, que lorsqu'elle a déjà fait de grands progrès, signe particulier qui la caractérise, et qui sert à la distinguer de toutes les autres maladies, avec lesquelles on pourrait la confondre.

L'on conçoit de quelle importance il est de bien se rappeler ce que nous venons de dire, afin de mieux apprécier ensuite l'utilité des moyens que nous indiquerons pour combattre une maladie, déjà si redoutable lorsqu'elle est à peine appréciable. Quoi qu'il en soit de notre insuffisance de pouvoir apprécier l'invasion de cette maladie, c'est une raison de plus encore pour que nous tâchions de bien la reconnaître par sa marche, puisque c'est la seule ressource qu'il nous reste pour bien nous fixer sur la nécessité et l'utilité du traitement qui lui convient.

Un enfant est-il atteint du croup, par exemple : aussitôt que la maladie est appréciable, sa voix commence à changer ; elle est moins sonore ; mais, du reste, l'enfant joue comme d'habitude ; il n'est ni plus ni moins altéré ; il mange comme dans l'état de santé. Il n'y a point de fièvre ; seulement le facies paraît légèrement altéré et un peu décoloré ; il dort en quelque sorte davantage, mais, pendant son sommeil, la respiration semble participer à la variation qui s'est opérée dans la voix pendant la veille ; sa respiration, disons-nous, est *bruissante*. Cette expression désigne parfaitement ma pensée, et je suis persuadé qu'elle sera facilement saisie par le plus grand nombre des lecteurs. Réveille-t-on l'enfant, le bruissement de la respiration cesse, mais les sons articulés sont d'autant plus analogues au chant d'un jeune coq, que l'enfant est plus rapproché du moment de son réveil ; de manière, je le répète, que la voix est d'autant plus croupale, qu'elle est plus rapprochée du moment du réveil.

Jusque là, tous les symptômes qui accompagnent le croup sont peu appréciables, et ils le sont tellement peu, que presque tous les parens s'imaginent que l'indisposition de leur enfant n'est qu'un enrouement ; et, en cela, combien de médecins partagent aussi cette trop funeste sécurité !

On en trouve la cause dans le peu de succès que l'on a obtenu jusqu'à ce jour à faire une bonne monographie de cette maladie, et sur ce que, confondue presque toujours avec une infinité d'autres, il a été très-difficile de la reconnaître et de la distinguer par ses véritables symptômes.

Cependant les symptômes que nous venons de décrire sont ceux que la généralité des médecins conviennent d'appeler la première période de la maladie ou son invasion, quoiqu'il soit bien démontré pour nous qu'elle a déjà commencé depuis plusieurs jours, ce que prouve d'une manière évidente sa véritable nature et le surplus des symptômes qui se succèdent jusqu'à la mort. En effet, tout ne porte-t-il pas à croire qu'au moment même où la voix commence à prendre le caractère du chant de *jeune coq*; qu'au moment où la respiration, pendant le sommeil, devient *bruissante*; que déjà, disons-nous, il y a commencement de formation de la pellicule membraneuse qui recouvre plus tard toute la surface intérieure des voies aériennes affectées, et que les changemens de la voix et de la respiration ne sont appréciés, que parce que déjà la pellicule dont nous parlons est en grande partie formée.

Mais continuons l'exposition des autres symptômes du croup, à mesure qu'il fait des progrès.

Nous avons vu que jusque là il n'y a pas de fièvre, et que toutes les autres fonctions ne paraissent nullement dérangées. Il en est de même pendant la seconde période, qui dure deux à trois jours seulement : il existe un peu de toux par intervalles ; la voix devient aussi à chaque instant plus croupale ; la respiration est même bruissante pendant la veille ; mais c'est seulement à la fin de cette période, que le pouls commence à devenir plus fréquent, sans qu'il y ait fièvre cependant.

La troisième période est marquée par la continuation de tous les symptômes de la deuxième ; mais ils sont augmentés par les suivans : pâleur ordinaire de la face, coloration alternative de l'une et de l'autre pommette ; respiration laborieuse, suffocante par intervalles, avec renversement de la tête en arrière, afin de faciliter par-là l'acte respiratoire ; voix en quelque sorte moins croupale ; mais plus éteinte ; plus grande propension au sommeil ; convulsions quelquefois précédées d'injection de la face. Ces derniers symptômes sont ordinairement suivis d'une mort assez prompte.

D'autres fois, les extrémités se refroidissent alternativement et se couvrent d'une sueur visqueuse ; les yeux restent fixes ; la respiration devient de plus en plus difficile, et le malade périt dans tous les cas par suffocation, quelquefois, au moment même où il vient de rendre des lambeaux considérables de la fausse membrane, développée dans les bronches.

Nous ajouterons que le pouls, presque toujours au-dessous de l'état naturel pendant tout le temps de la maladie, ne prend seulement de l'accélération, que lorsque la suffocation devient imminente et la mort inévitable, comme si la nature ne redoublait d'efforts dans cette cruelle maladie, qu'au moment où toutes les ressources sont impuissantes ou épuisées.

Cette troisième période dure d'un à deux jours et rarement davantage, mais toujours avec augmentation progressive des symptômes.

Si nous résumons maintenant ce que nous venons de dire, nous voyons que le cours le plus ordinaire de cette maladie est de cinq à six jours; que les accidens paraissent d'abord plus graves pendant le sommeil et au moment qui le suit immédiatement, ce qui semble donner à la maladie un caractère d'intermittence qu'elle n'a pas, puisque toujours sa marche est régulière; que, pendant son cours, aucun symptôme inflammatoire ne l'accompagne; qu'elle n'a pas non plus aucun des caractères des maladies nerveuses; qu'en un mot, la formation membraneuse qui constitue la maladie et fait sa gravité, n'est point une exudation inflammatoire, comme on en observe de semblables dans les inflammations des membranes séreuses; que, du reste, ces espèces de membranes, observées sur les surfaces enflammées des membranes séreuses, ne sont que des fragmens de membranes, tandis que celle qui se développe dans le conduit aérien le tapisse en entier ; que, dans les inflammations catarrhales des bronches, jamais phénomène semblable n'a été observé ; que, dans le catarrhe suffocant des adultes, avec lequel le croup a été faussement comparé, l'on n'y observe aucun des symptômes du véritable croup des enfans ; que, dans la coqueluche de ces derniers, seule maladie qui ait des similitudes avec le croup, les enfans vomissent après les repas, et la suffocation est toujours accompagnée d'injection des vaisseaux de la face, et suivie de vomissement de matières albumineuses, venant en grande partie de l'estomac ; qu'au surplus, cette dernière maladie diffère, sous tant d'autres rapports, du croup, qu'il est inutile de nous arrêter plus long-temps pour en faire apprécier la différence ; seulement il est nécessaire de faire observer, en passant, la similitude de quelques-uns des symptômes communs, pour les faire connaître et les distinguer les uns des autres. Nous ajouterons, pour dernière comparaison, que la voix croupale qui s'observe quelquefois pendant et après une quinte de coqueluche, cesse bientôt de l'être à mesure que l'on s'en éloigne, tandis que, dans le croup, ce symptôme est toujours existant.

Après avoir présenté de notre mieux la marche de la maladie dont il est ici question, il ne nous reste plus, avant d'aborder le traitement qu'il convient d'employer pour la combattre, que de faire observer quelques-unes des nombreuses variations qu'elle est susceptible de présenter dans son cours, afin que le lecteur ne puisse pas manquer de la reconnaître, sous quelque forme qu'elle se présente accompagnée.

Si la marche du croup, telle que nous venons de la tracer, se présente dans la pratique, nul doute qu'il ne soit très-facile de le reconnaître; mais, si à ces symptômes viennent s'en joindre d'autres, la difficulté sera plus grande, ou plutôt les symptômes du croup qui seront observés ne caractériseront plus le véritable croup, et dès lors la maladie n'étant pas telle, le médecin qui s'en sera laissé imposer par quelques symptômes indéterminés, aura réellement cru combattre un croup, tandis qu'il avait à traiter une tout autre maladie. De là des guérisons obtenues par des moyens si différens et si peu en rapport les uns avec les autres; de là enfin l'insuccès qu'il en est résulté pour obtenir une véritable méthode et pour combattre franchement une maladie, cependant si identique dans sa nature, et qui, par cela même, devrait toujours réclamer le même mode de médication, sauf les modifications nécessitées par la force et l'âge du sujet qui en est affecté, ayant égard toutefois aussi à l'état avancé de la maladie. Ainsi, par exemple, peut-on raisonnablement espérer de bons résultats d'une médication incertaine? Peut-on croire franchement que, dans une maladie nullement inflammatoire, le traitement antiphlogistique peut avoir du succès? Que l'on vienne nous dire que les saignées locales, portées jusqu'à la plus grande débilité, ont fait souvent avorter la maladie et amené la guérison (1). Qu'on le dise, soit; mais que cela soit croyable, c'est bien différent : *Risum ne teneatis amici.* Cependant telle est la doctrine moderne sur laquelle on se fonde pour juguler de sangsues (qu'on me passe l'expression) dans une maladie où elles sont plus nuisibles qu'utiles. En effet, pour appuyer un pareil mode de traitement, il faudrait donc convenir que le croup est une maladie inflammatoire, assertion complétement détruite par la série des symptômes qui accompagnent cette maladie dans ses différentes périodes. Or, si le croup n'est pas une maladie inflammatoire, pourquoi insister sur un traitement antiphlogistique? Mais il se forme, nous dit-on, une fausse membrane dans toutes les divisions de la trachée, fausse membrane que l'expérience démontre être le résultat de quelques maladies inflammatoires des membranes séreuses ; et, de cette analogie, quoique bien différente, comme nous l'avons dit plus haut, on en a conclu, sans réfléchir davantage, sans penser à la différence d'organisation, sans tenir compte, nous le répétons, de la marche ordinaire des inflammations, que le croup n'est lui-même qu'une inflammation. Grand Dieu! quelle inflammation, sans symptômes inflammatoires, et dont les périodes se

---

(1) Combien de fois la gangrène de toutes les parties de l'arrière-bouche n'a-t-elle pas suivi une pareille médication dans les angines !

succèdent avec une rapidité encore plus effrayante que dans les inflammations ! Et ne devons-nous pas attribuer le peu de succès que l'on obtient de l'application des sangsues dans le véritable croup au vice d'une médication toute contraire à ce qu'elle devrait être ? Car, dans beaucoup de maladies des enfans, où il y a des symptômes de croup, sans qu'il y ait croup, on conçoit que ces maladies qui, pour la plupart, sont accompagnées de symptômes inflammatoires, doivent être combattues avec succès par les saignées locales ; mais, dans ces cas, quoique très-nombreux, et certainement beaucoup plus nombreux que le croup, il n'y a pas de croup, et voilà la raison pour laquelle la prévention, qui ne raisonne pas, fait croire à l'efficacité d'un traitement si contraire à la maladie dont nous parlons, lorsqu'elle existe, et utile seulement lorsqu'elle n'existe pas.

La différence des maladies qui simulent le croup d'avec le véritable croup est trop bien marquée, selon nous, pour les confondre. Dans les premières, les accidens sont forts dans le début, il y a fièvre ; de plus, il y a eu des signes précurseurs, tels que malaises, dégoût, abattement, frissons, etc. ; dans le dernier, au contraire, état naturel en apparence ; seulement, changement dans l'état de la voix et dans la respiration pendant le sommeil ; la fièvre ne survient que dans les derniers momens, et lorsque l'enfant est menacé de suffocation et de mort.

Mais, dira-t-on, si le croup n'est pas une maladie inflammatoire, quelle est donc sa nature? Nous devons répondre avec franchise que nous l'ignorons, mais que nous savons seulement qu'il se forme une membrane insolite dans le conduit aérien ; qu'il est nécessaire de certaines circonstances, pour que ce développement ait lieu ; qu'il se développe sous l'influence de la glande appelée thymus ; que la petite vérole en est le préservatif.

C'est ici le moment de nous expliquer avec franchise ; car si la petite vérole est le préservatif du croup, il semblerait que l'inoculation de la vaccine devrait être abandonnée pour être remplacée par l'inoculation de la variole elle-même, comme on le pratiquait avant la découverte de la vaccine.

Mais, avant d'adopter en médecine un principe, il faut que ses avantages soient positifs, et ils ne le seraient pas dans le cas dont nous parlons, parce que, premièrement, les avantages que procure la vaccine sur l'inoculation de la petite vérole, surpassent de beaucoup les inconvéniens qui y sont attachés sous le rapport du développement du croup, maladie très-grave, il est vrai, mais qui n'est pas à comparer avec la variole, sous le rapport du nombre des individus qu'elle affecte.

C'est assez nous arrêter sur ce point, bien qu'il mérite de fixer l'attention la plus scrupuleuse des médecins. Nous pensons donc qu'il suffit de l'avoir présenté et d'avoir émis notre pensée avec franchise, pour que tous rivalisent d'efforts pour l'approuver s'ils le trouvent conforme à l'expérience , ou pour le combattre s'il n'était pas généralement vrai.

Je reviens à mon sujet.

Les variations qui se présentent quelquefois dans certaines maladies des voies de la respiration chez les enfans, en imposent si souvent, même à des médecins très-instruits, qu'il est de la plus grande importance de les étudier avec attention. Il est donc essentiel, je le répète, de bien se rappeler que le véritable croup se développe sans fièvre, sans malaises, même sans causes directes connues ; qu'il parcourt ses différentes périodes de la manière que nous les avons indiquées , et que les symptômes de fièvre, de suffocation , etc., n'arrivent que dans sa plus grande intensité, tandis que, dans les maladies qui simulent le croup, mais qui ne sont certainement pas cette maladie, la fièvre a précédé l'invasion, une cause directe a concouru à les développer, telle que le froid, le chaud, une transpiration répercutée, la répercussion d'un écoulement naturel, soit par les oreilles, soit par la tête ; il y a rougeur des pommettes , au lieu de la décoloration comme dans le croup, etc. Mais un signe qui est pour nous pathognomonique , c'est que la voix est croupale avant le développement d'aucun autre symptôme apparent dans le véritable croup , et qu'elle n'est croupale, dans les affections qui le simulent, qu'après avoir été précédée des symptômes que nous avons indiqués.

.Une fois ces bases générales posées , espérons qu'elles seront suffisantes pour bien faire reconnaître la maladie dont nous nous occupons ; elles l'ont été pour nous : pourquoi ne le seraient-elles pas aussi pour tous ceux qui sont capables d'observer avec succès ?

Il nous reste maintenant une tâche très-importante, pour ne pas dire la plus importante à remplir; nous voulons parler du traitement du croup. Mais avant de l'aborder, mais avant de développer ici toute notre pensée et tout ce qu'une expérience de vingt années , tant dans les hôpitaux que dans notre pratique en ville , nous a appris sur ce sujet , qu'il nous soit permis de redire encore combien il a été malheureux pour l'humanité que l'on se soit si souvent attaché à regarder le croup comme une maladie inflammatoire des bronches ou plutôt de toutes les voies aériennes, et comment on a pu concevoir si long-temps qu'une maladie qui serait alors si fortement inflammatoire , n'attaquerait précisément que ces mêmes voies aériennes , lorsque ces voies sont entourées d'autres parties qui n'y participent pas le plus légèrement, pas même la muqueuse du larynx et des bronches ! Disons plus, si le croup était une inflammation de la membrane interne des voies aériennes, outre les symptômes inflammatoires qui existeraient pendant le cours de cette maladie, il est constant aussi que les adultes n'en seraient pas exempts, et que, parmi les enfans, les variolés ne le seraient pas davantage ; que, dans tous les cas, les voies aériennes, dégagées de la fausse membrane, présenteraient des signes d'inflammation. Il faut donc admettre la vérité telle qu'elle se présente, telle que nous la connaissons. Cherchons un remède, et ne nous embarrassons pas de trouver le *hic*, si nous ne pouvons y parvenir qu'avec des explications contradictoires avec les faits.

Traitement.

Ce n'est donc pas avec les antiphlogistiques, selon nous, que l'on peut espérer combattre avec succès le véritable croup. N'avons-nous pas suffisamment démontré qu'on ne pouvait le regarder comme une maladie inflammatoire? Or, si la fausse membrane qui recouvre la face interne de la muqueuse qui tapisse les voies aériennes n'est pas le produit d'une exudation inflammatoire, il faut donc chercher ce produit membraneux, quel qu'il soit, dans d'autres causes, et nous les trouvons ces causes dans la présence du thymus chez les enfans, de quelque manière que l'effet s'en exécute, puisque, hors de l'influence de cette glande, le croup n'est plus susceptible de se produire. Nous avons dit que cette influence était pareillement détruite par l'action variolique sur l'économie animale, comme le prouve également l'observation. Sans doute que le meilleur moyen à employer contre le croup serait celui qui empêcherait le développement de la fausse membrane dont nous venons de parler. Aussi tous les praticiens sont-ils d'accord sur ce point, tandis qu'ils le sont si peu sur la véritable nature de la maladie. Mais s'ils sont d'accord sur le but, en est-il de même des moyens pour l'atteindre? C'est dans cet état que nous avons trouvé la question. Nous aurions désiré sans doute trouver un moyen de garantir du croup, comme Jenner a trouvé celui de prévenir presque toujours la petite vérole; car nous pensons que, puisque la variole est elle-même un préservatif contre le croup, il peut bien arriver que l'on trouve encore le moyen de garantir l'enfance de l'une et l'autre de ces deux maladies.

Qu'il nous soit permis d'exprimer encore librement ici notre pensée, et nous dirons que, puisque l'inoculation de la vaccine, pratiquée telle qu'on a l'habitude de le faire, ne garantit pas du croup, tandis que la variole développée préserve de cette maladie, ne serait-il pas possible aussi d'obtenir ce dernier avantage en inoculant à l'avenir la vaccine sur les parties latérales et antérieures du cou et supérieures de la poitrine? Peut-être qu'alors les bienfaits de la vaccine s'étendraient jusqu'à garantir également du croup. Quant à moi, j'ai adopté, toutes les fois que je l'ai pu obtenir, cette manière de vacciner; et, quoique les enfans sur lesquels je l'ai pratiquée n'aient point eu le croup, je ne puis pas conclure d'un si petit nombre d'observations, qui du reste ne datent que depuis un an, que le but que je me suis proposé sera atteint; mais, comme cette méthode de pratiquer la vaccine ne présente pas plus d'inconvéniens que de la pratiquer aux bras , je ne vois pas pourquoi tous les praticiens, dans l'intérêt de l'art, ne chercheraient pas à l'adopter ; et si l'expérience venait à couronner de succès l'opinion que j'émets aujourd'hui , quelle somme de bénédictions n'aurions-nous pas à rendre à la vaccine et à son immortel inventeur ? Mais en attendant que l'expérience ait décidé la question, voyons par quels moyens on doit attaquer le croup , lorsqu'il se déclare sur un enfant, accompagné des circonstances qui constituent le véritable croup tel que nous l'avons décrit.

Or, sitôt qu'avec la pâleur de l'enfant une respiration sifflante pendant le sommeil , et surtout la voix de jeune coq se manifestent sans fièvre antécédente, sans autre apparence de maladie , nul doute que ce ne soit un véritable croup que vous avez à combattre. Ayez alors recours sur-le-champ à l'oxymel scillitique, donné à dose vomitive et réitérée, selon l'âge et la force du sujet. Donnez ensuite une boisson quelconque, soit de violettes, de mauve ou de bourrache, etc. Ce moyen seul suffit et dissipe comme par enchantement tous les accidens. La maladie est-elle plus avancée, y a-t-il crainte pour la suffocation, augmentez encore les doses d'oxymel scillitique, et comptez sur le succès. Dans le premier cas, ce médicament, administré assez à temps, guérit la maladie comme par enchantement : tel est le succès constant que j'en obtiens, lorsque je l'administre dans ma pratique. Dans le second cas, plus de la moitié des enfans seront encore sauvés, parce qu'ils rendront avec facilité les pellicules membraneuses dont il n'est plus possible alors de faire rétrograder la formation qui est déjà toute faite, et dont les progrès ultérieurs peuvent devenir si promptement funestes.

On me demandera sans doute de quelle manière agit l'oxymel scillitique pour guérir le croup confirmé. Je répondrai encore avec franchise que je l'ignore, mais qu'il me suffit que ses heureux effets soient constatés par l'expérience, pour que je m'empresse de rendre le public confident de mes succès, obtenus par son moyen.

Il est vrai également de dire que les préparations scillitiques ont été déjà préconisées dans le traitement du croup, en même temps que les autres vomitifs ; mais si l'on réfléchit maintenant que le vomissement provoqué par le tartre stibié (émétique), et par l'ipécacuanha, ne produit aucun effet qui soit comparable à celui obtenu par la préparation scillitique dont nous parlons , on sera donc forcé de reconnaître que ce médicament n'agit pas seulement comme vomitif, mais qu'il a également d'autres propriétés contre la maladie dont il est ici question, propriétés tellement favorables, qu'elles ne sont nullement à comparer avec celles des autres vomitifs.

Peut-être encore dois-je attribuer le succès que j'obtiens par ce moyen à la manière dont je l'administre, et peut-être aussi faut-il attribuer à l'incertitude des praticiens les insuccès qu'ils ont observés, lors même qu'ils ont employé cette préparation contre le croup, incertitude basée sur ce qu'ils n'ont pas connu la véritable manière de l'administrer, et insuccès souvent provoqués aussi par un traitement tout contradictoire depuis le commencement de la maladie jusqu'à la fin. En effet, que font la généralité des médecins lorsqu'ils sont appelés pour soigner un enfant atteint du croup, ou atteint d'une maladie qui le simule, comme il arrive le plus généralement? Ils commencent par juguler le jeune malade par une application intempestive de sangsues au cou; ils lui donnent ensuite les émétiques sans choix et à forte dose; ils irritent en même temps les extrémités par les synapismes; ils gorgent le malade de sulfure de potasse, ou eau de Barége, etc.; de potions narcotiques, de boissons pectorales excitantes; et enfin, ils font ce qu'ils appellent une médecine perturbatrice, et pour compléter une si raisonnable médication, les vésicatoires au cou, à la nuque, derrière les oreilles, aux cuisses, etc., viennent couronner l'œuvre. Comment serait-on étonné ensuite qu'il y ait si peu de succès? Le traitement à lui seul ne suffirait-il pas pour amener la mort? Je mets en fait qu'exécuté sur un enfant bien portant, il n'y résisterait pas plus que le malade que l'on prétend guérir.

Mais ce n'est pas des inconvéniens de la méthode que l'on emploie aujourd'hui contre le croup, dont nous devons nous entretenir dans ce Mémoire: le lecteur de bonne foi n'a pas besoin

d'une plus longue démonstration pour en faire jus-
tice ; mais il est essentiel de bien se fixer sur les
avantages de la méthode aussi simple que facile
que nous proposons de lui substituer, méthode ac-
tive, il est vrai, parce que la maladie qu'il faut combattre marche avec rapidité, mais qui ne répugne
pas à la raison, et qui, par-dessus tout, est aussi
fructueuse que la première est nuisible.

Peut-on encore obtenir les mêmes avantages des
autres préparations de scille que de l'oxymel scillitique, dans le traitement du croup? Notre expérience est positive à cet égard ; non. L'oxymel scillitique seul, selon nous, est un remède presque
toujours certain contre cette maladie, tandis
que les autres préparations de cette planté ne le
sont pas.

Tout se réduit donc à savoir maintenant à
quelle dose il faut l'administrer, et s'il doit être
donné seul, ou bien avec quels véhicules on doit le
prescrire.

La formule suivante, dont je me sers le plus souvent, répondra à ces deux questions :

Oxymel scillitique, deux onces.

Eau de cerfeuil, deux onces.

Eau de fleurs d'orange, une once.

A donner en quatre doses, une toutes les demi-
heures.

J'aurai pareillement répondu à toutes les questions qui pourraient m'être faites, en disant que je

ne fais ni application de sangsues, ni de vésicatoire, ni de synapismes, et que je me contente de faire observer au jeune malade une diète rigoureuse ; que j'entretiens la liberté du ventre par des demi-lavemens émolliens , dans lesquels je fais ajouter une once d'oxymel scillitique au besoin, et que je prescris enfin pour boisson *ad libitum*, soit une infusion de fleurs de violettes , de mauve ou de camomille romaine. Le second jour du traitement, si la voix croupale n'a pas fortement diminué , je réitère la même dose d'oxymel scillitique ; je la renouvelle le troisième, s'il en était besoin, mais rarement la deuxième dose est nécessaire, surtout si la maladie a été prise à temps.

Dans les cas graves, je réitère jusqu'à deux fois dans les vingt-quatre heures les moyens sus-indiqués. Tel est enfin le mode de traitement que je propose aujourd'hui contre le croup, dont les observations suivantes semblent prouver victorieusement l'efficacité. Quant à nous , peut-être nous abusons-nous par le vif désir que nous avons d'être utiles à l'humanité ; mais nous n'en avons pas moins la conviction que le mode de traitement que nous venons de proposer doit bientôt être généralement employé dans tous les cas de croup vrai, et que tous les médecins adopteront avec empressement une méthode dont ils ne tarderont pas à obtenir les heureux effets ; et alors le but que nous nous sommes proposé en publiant ce Mémoire sera atteint ; ce sera aussi notre plus belle récompense.

Récapitulation.

Il est donc constant : 1° que la vaccine pratiquée telle qu'on la pratique généralement, en détruisant le germe de la petite vérole, expose par là davantage les enfans au croup, puisqu'il est également constant que la petite vérole est elle-même un antidote contre le croup ;

2° Que le croup ne se développe que sous l'influence de la glande appelée thymus, puisqu'après la disparition de cette glande, les sujets ne sont plus aptes à le contracter ;

3° Que le croup est une maladie *sui generis*, nullement inflammatoire ;

4° Que tout porte à croire qu'en inoculant la vaccine sur les parties antérieures et latérales du cou, supérieures et antérieures de la poitrine, trajet de la glande thymus, on préviendrait également et la variole et le croup : nous le pensons ainsi ;

5° Que, dans le cas de croup confirmé, l'oxymel scillitique guérit toujours lorsqu'il est administré assez à temps, et que, dans les cas plus avancés ou très-graves, s'il ne réussit pas toujours, du moins est-il, sur plus de la moitié des sujets, couronné de succès.

Nous devons avertir ici combien il est essentiel de ne pas se méprendre sur la nature de la maladie que l'on est appelé à combattre, lorsqu'elle simule le croup, et combien il est nécessaire de se rappeler

surtout les symptômes que j'ai indiqués pour bien
le reconnaître, et ne pas le confondre avec les autres
maladies des voies de la respiration, maladies qui ont
toutes tant de similitude avec le croup ; car alors on
conçoit facilement toutes les conséquences fâcheuses
qui devraient nécessairement résulter d'une pareille
méprise. En effet, l'on conçoit que, si l'on combattait
un rhume ordinaire, une angine, etc., par les
moyens qui conviennent contre le croup, l'on
conçoit, disons-nous, qu'une méthode si incendiaire
alors devrait provoquer des accidens fâcheux ; mais
ces accidens, nous le répétons, auraient été provoqués par l'impéritie du médecin, et lui seul serait
responsable des événemens, et non notre méthode,
méthode bonne contre le croup, mais qui serait per-
nicieuse au dernier point contre les maladies dont
nous venons de parler.

Nous compléterons ce que nous avons à dire dans
ce Mémoire, par les observations suivantes, nous
réservant d'en citer un plus grand nombre dans un
ouvrage plus étendu, que nous nous proposons de
livrer incessamment au public sur le même sujet.

CROUP TRAITÉ PAR LA MÉTHODE DITE PERTUR-
BATRICE.

Première observation.

L'enfant de M. G., demeurant dans la maison
que j'habite rue Vivienne, n. 17, me fut amené au

mois de décembre dernier. Cet enfant était pâle ; il n'avait pas de fièvre, mais l'on me rapporta que la respiration avait été très-sifflante pendant la nuit précédente. Il toussait un peu de temps à autre, et sa voix était celle d'un jeune coq ; du reste, il était aussi gai que dans l'état de la meilleure santé. Le pouls n'offrait rien de particulier. Il y avait peut-être un peu moins d'appétit qu'ordinairement. Je crus connaître un véritable croup : j'ordonnai l'application de dix sangsues à la gorge, et prescrivis une potion pectorale et des pédilaves synapisés. Je fus voir, le lendemain, cet enfant, qui me parut être à peu près dans le même état que la veille. J'ordonnai trois grains d'émétique dans six onces d'eau de camomille, à donner par cuillerées tous les quarts d'heure. Quatre à cinq cuillerées firent vomir abondamment des matières glaireuses. L'enfant n'était pas allé à la garde-robe ; je prescrivis le soir une potion purgative composée avec une demi-once d'huile de ricin et demi-once de sirop de fleurs de pêcher. Pendant la nuit, la respiration fut moins sifflante que la veille ; le sommeil fut en partie calme ; la bouche fut presque toujours fermée ; il eut plusieurs selles très-fétides de matière jaune. Le lendemain, troisième jour de mes soins, le mieux paraissait sensible ; la voix était plus libre et un peu moins croupale ; la circulation était presque dans l'état naturel : ce jour-là, on s'en tint à quelques bains de pied synapisés. Le quatrième jour, la voix redevint croupale au plus fort degré ; la pâleur continuait, il n'y avait pas de fièvre cependant ; mais la respiration devint plus sifflante ; du reste le jeune malade demandait à manger , je permis par intervalle quelques cuillerées de bouillon. A midi, les mêmes symptômes persistans , j'ordonnai une potion de quatre onces dans laquelle entrait pour un quart l'oxymel scillitique. Cette potion donnée par cuillerées toutes les heures provoqua quelques vomissemens avec lesquels l'enfant expectora plusieurs pellicules membraneuses de plusieurs lignes d'étendue. Le 5, tous les symptômes paraissaient diminués, la voix elle-même était moins croupale ; sur le midi, il survint une quinte de toux avec laquelle l'enfant rendit un tuyau membraneux bifurqué à l'une de ses extrémités, et de deux pouces de long. Après cette crise, la voix était devenue presque à son état naturel, je commançai à me livrer à quelque espoir et à le faire partager aux parens, toutefois en leur annonçant qu'infailliblement l'enfant rendrait encore des pellicules membraneuses, mais que tout portait à croire que présentement la glotte et la trachée-artère jusqu'aux divisions des bronches étaient débarrassées.

J'ordonnai de continuer de temps en temps quelques cuillerées de la potion indiquée , ce qui ne fut pas exécuté, vu le mieux sensible qu'éprouvait l'enfant ; il demanda à se promener dans l'appartement : tout allait on ne peut mieux, lorsque sur le minuit il survint une nouvelle quinte de toux , le visage se gonfla, la suffocation survint, la respiration et la crise cessèrent en même temps. Lorsque j'arrivai, tous mes soins pour le rappeler à la vie furent inutiles.

Je pensai avec raison qu'une si prompte suffocation n'avait eu lieu que parce qu'une trop grande quantité de pellicules membraneuses s'étant détachées en même temps, avaient été poussées avec violence jusque dans la glotte, et que la suffocation seule avait déterminé une mort aussi prompte qu'inattendue.

Les parens n'ont pas voulu me permettre l'autopsie, mais je suis convaincu que, si je fusse arrivé un quart d'heure plus tôt, la bronchotomie, ou le passage d'une plume dans la trachée-artère par la glotte, aurait encore pu sauver cet enfant qui n'a péri en quelque sorte que parce que le croup dont il était atteint avançait trop rapidement vers sa guérison, par là facilité avec laquelle s'opérait le détachement des pellicules membraneuses qui couvraient les voies aériennes. Tout porte à croire aussi que si l'oxymel scillitique avait été continué à dose vomitive et par intervalles plus ou moins rapprochés, nous aurions obtenu un entier succès.

Deuxième observation.

La petite fille de M. D., demeurant rue Tire-chape, n. 13, sans symptômes précurseurs aucuns, et sans fièvre, le temps étant pluvieux et malsain, eut, pendant la nuit, la respiration sifflante; les parens alarmés furent consulter le pharmacien voisin qui conseilla des sangsues au cou, elles furent appliquées. Je fus appelé le lendemain, je reconnus tous les symptômes du véritable croup, je prescrivis deux onces d'oxymel scillitique unies à quatre onces d'eau de cerfeuil à donner en quatre fois toutes les demi-heures, et pour boisson une infusion de fleurs de mauve et de camomille : les vomissemens furent très-considérables, mais après eux la voix devint sonore, et la respiration cessa d'être sifflante ; je prescrivis le soir un lavement avec une once d'oxymel scillitique, qui provoqua plusieurs évacuations alvines jaunes et fétides. Le lendemain, l'enfant était bien, il avait passé une bonne nuit. Je conseillai quelques cuillerées de bouillon, avec la continuation de la tisane. Le troisième jour, l'enfant étant dans son état ordinaire, je cessai mes soins.

Troisième observation.

Le 25 décembre 1824 je fus appelé pour donner mes soins à un enfant de quatre ans, rue de l'Arbre-Sec. Depuis deux jours, au dire des parens, sa voix avait changé ; il n'avait cessé de jouer comme à l'ordinaire, seulement ils avaient remarqué que sa respiration était beaucoup plus difficile pendant le sommeil, qu'alors elle était comme sifflante ; du reste il n'y avait eu, et il n'y avait pas encore de fièvre ; la gorge examinée n'était nullement enflammée, quoique la voix fût extrêmement croupale.

Jusque là on s'était imaginé que cet enfant n'avait autre chose qu'un léger rhume , parce qu'il toussait de temps en temps.

Le faciès du jeune malade joint aux symptômes dont il vient d'être parlé ci-dessus, me fit juger que la maladie était beaucoup plus grave qu'on ne pensait. Je fis pressentir une partie de mes craintes sur les suites que nous avions à craindre, en faisant observer que j'avais bon espoir de l'action des moyens que j'allais prescrire, mais qu'il était nécessaire qu'ils fussent exécutés de point en point.

J'ordonnai une potion de six onces dans laquelle entrait deux onces d'oxymel scillitique, à prendre en quatre fois , toutes les demi-heures. Ce médicament produisit un vomissement très-abondant , dans lequel l'enfant rendit plusieurs pellicules membraneuses. Le soir il y eut du mieux dans la voix et dans la respiration , mais pendant la nuit tous les symptômes du croup augmentèrent au point de menacer de suffocation ; appelé pendant la nuit même, je prescrivis une nouvelle dose d'une once seulement d'oxymel scillitique avec deux onces d'eau de camomille , à prendre en une fois. Ma prescription fut exécutée, et dès le premier vomissement il survint une pellicule membraneuse en tout semblable à la partie inférieure de la trachée-artère avec sa bifurcation. Dès ce moment tous les symptômes du croup cessèrent, la voix redevint sonore, le cinquième jour de mes soins l'enfant était parfaitement rétabli , et je cessai mes visites.

Quatrième observation.

Le 23 février dernier, un Anglais, demeurant au Palais-Royal, vint me consulter pour son fils âgé de cinq ans. « Depuis quelques jours , me dit-il, quoiqu'il n'ait cessé de continuer les amusemens de son âge, nous remarquons que sa voix s'est presque éteinte, et qu'il a surtout passé la dernière nuit dans un état de suffocation qui nous donne de l'inquiétude. » La voix était éminemment croupale, la respiration était sifflante : je déclarai qu'il était atteint de cette maladie, et qu'il fallait agir promptement, sans que l'on pût répondre des résultats. Je prescrivis deux onces d'oxymel scillitique , à prendre en quatre fois, comme je le conseille ordinairement, et j'annonçai que j'irais voir l'enfant dans deux ou trois heures. Pendant cet intervalle, les parens appelèrent un autre médecin, et lorsque je fus faire ma visite, j'appris qu'au lieu de suivre ce que j'avais ordonné, on avait appliqué les sangsues au cou. Je me retirai, et je sus, trois jours après, que l'enfant n'existait plus. Tout me porte à croire que, traité selon la méthode que j'avais conseillée, cet enfant eût été guéri.

Ces quatre enfans avaient été vaccinés.

Je borne là les observations que j'ai cru nécessaires pour appuyer mon aperçu sur le croup et sur sa curabilité. J'aurais pu en ajouter dix autres qui prouvent toutes en faveur de l'oxymel scillitique, comme un puissant spécifique dans le traitement de cette maladie ; mais ces observations trouveront place avec celles que nous pourrons recueillir par la suite dans l'ouvrage que nous nous proposons de publier sous peu. Quant à présent, notre but sera rempli, si, après avoir mis le public et les médecins dans notre secret, nous pouvons les éclairer les uns et les autres sur les avantages de notre traitement, et sauver par là la vie à de nombreuses victimes, qu'une méthode aussi peu raisonnée que raisonnable sacrifie chaque jour ; car tels sont les motifs, nous le répétons, qui nous déterminent à publier ce Mémoire, avant que l'ouvrage que nous préparons soit achevé, convaincus que nous sommes de rendre un véritable service à l'humanité en le publiant plus tôt que plus tard.

FIN.

TABLE DES MATIÈRES.

IMPRIMERIE DE CARPENTIER-MÉRICOURT,
Rue de Grenelle-S.-Honoré, n° 59.

www.ingramcontent.com/pod-product-compliance
Ingram Content Group UK Ltd.
Pitfield, Milton Keynes, MK11 3LW, UK
UKHW021648090726
13657UKWH00004B/1836